A arte da quietude

A arte da quietude
Aventuras rumo a lugar nenhum

PICO IYER
fotografias de **EYDÍS EINARSDÓTTIR**

tradução de
CÉLIA REGINA R. DE LIMA

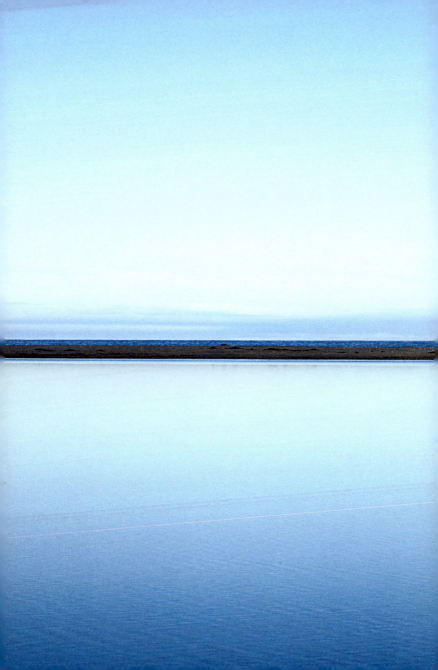

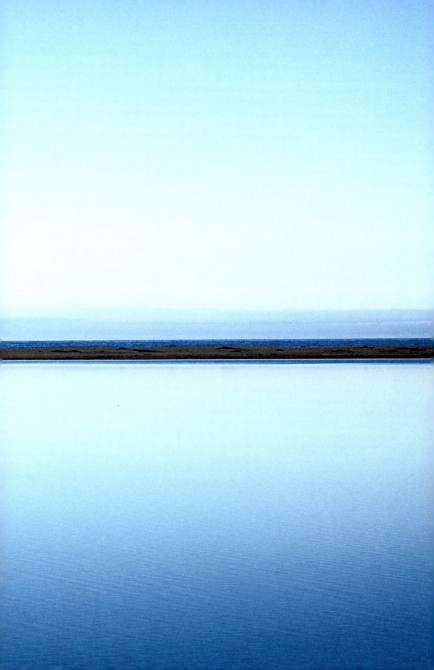

Copyright © 2014 Pico Iyer
Copyright da tradução em português © 2015 Alaúde Editorial Ltda.

Título original: *The Art of Stillness – Adventures in Going Nowhere*
Publicado mediante acordo com a editora original, Simon & Schuster, Inc.
TED, o logo TED e TED Books são marcas da TED Conferences, LLC.

Todos os direitos reservados. Nenhuma parte desta edição pode ser utilizada ou reproduzida – em qualquer meio ou forma, seja mecânico ou eletrônico –, nem apropriada ou estocada em sistema de banco de dados sem a expressa autorização da editora.

Os trechos escritos por Emily Dickinson foram reproduzidos com autorização do Fundo da Amherst College e dos editores originais de *The Poems of Emily Dickinson*, editado pela Thomas H. Johnson. Cambridge, Mass.: The Belknap Press of Harvard University Press, Copyright © 1951, 1955, 1979, 1983 by the President and Fellows of Harvard College.

O texto deste livro foi fixado conforme o acordo ortográfico vigente no Brasil desde 1º de janeiro de 2009.

PREPARAÇÃO: Francisco José M. Couto
REVISÃO: Cacilda Guerra e Rosi Ribeiro Melo
CAPA: David Shoemaker
IMAGEM DE CAPA: Eydís Einarsdóttir
ADAPTAÇÃO DE CAPA: Rodrigo Frazão
PROJETO GRÁFICO: MGMT
DESIGN DA COLEÇÃO: Chip Kidd
IMPRESSÃO E ACABAMENTO: Ipsis Gráfica e Editora

1ª edição, 2015
Impresso no Brasil

Dados Internacionais de Catalogação na Publicação (CIP)
(Câmara Brasileira do Livro, SP, Brasil)

Iyer, Pico
  A arte da quietude : aventuras rumo a lugar nenhum / Pico Iyer fotografias de Eydís Einarsdóttir; tradução de Célia Regina R. de Lima. - São Paulo Alaúde Editorial, 2015. - (Ted Books)

  Título original: The art of stillness: adventures in going nowhere.
  ISBN 978-85-7881-308-6

  1. Comunicação digital 2. Comunicação digital - Aspectos sociais 3. Quietude
I. Einarsdóttir, Eydís. II. Título. III. Série.

15-06586   CDD-302.4

Índices para catálogo sistemático:
1. Comunicação digital : Sociologia 302.4

2015
Alaúde Editorial Ltda.
Avenida Paulista, 1337,
Conjunto 11, Bela Vista
São Paulo, SP, 01311-200
Tel.: (11) 5572-9474
www.alaude.com.br

Compartilhe a sua opinião
sobre este livro usando as hashtags
#AArteDaQuietude
#TedBooksAlaude
nas nossas redes sociais:

 /EditoraAlaude
/EditoraAlaude
 /AlaudeEditora

Para Sonny Mehta, que ensinou a mim, e a muitos outros, sobre arte, quietude e a relação entre elas.

Se procurarmos os nossos anseios além do nosso quintal, é porque eles nunca foram nossos.
—Dorothy, *O mágico de Oz*

SUMÁRIO

INTRODUÇÃO	Rumo a lugar nenhum	15
CAPÍTULO 1	Passagem para lugar nenhum	25
CAPÍTULO 2	Mapeamento da quietude	35
CAPÍTULO 3	Sozinho no escuro	45
CAPÍTULO 4	Serenidade para quem precisa	55
CAPÍTULO 5	Um sabá secular	67
CAPÍTULO 6	A volta para casa	77

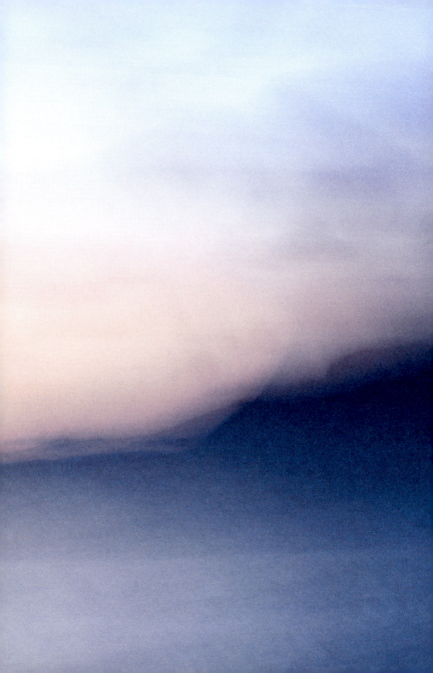

Introdução
Rumo a lugar nenhum

O sol despejava diamantes no oceano enquanto eu rumava em direção aos desertos do leste. Leonard Cohen, meu herói desde a infância, cantava "So Long, Marianne" no rádio quando me voltei para o emaranhado de estradas que atravanca Los Angeles. O sol fraco de inverno se ocultava atrás de uma parede cinzenta havia mais de uma hora, até que finalmente consegui entrar de novo na claridade.

Saindo da rodovia principal, segui por um labirinto de estradas laterais até cair numa via ainda mais estreita, praticamente vazia, que serpenteava rumo às escuras e elevadas montanhas San Gabriel. Rapidamente toda a agitação ficou para trás. Los Angeles havia se reduzido a uma silhueta de picos a distância.

Já no alto — placas que proibiam atirar bolas de neve começavam a aparecer ao longo da estrada —, cheguei a um conjunto de chalés espalhados ao longo de uma encosta. Um homem de pequeno porte com cerca de 60 anos, curvado e de cabeça raspada, me esperava em um estacionamento improvisado. Logo que saí do carro ele me fez um cumprimento cerimonial, curvando-se profundamente — embora eu não o conhecesse — e insistiu em carregar minhas coisas até o chalé onde eu ficaria por vários dias. Suas vestes monásticas escuras e surradas esvoaçavam ao vento.

Assim que nos acomodamos no chalé, o monge começou a fatiar um pão caseiro recém-saído do forno, para me recompensar por minha "longa viagem". Colocou uma chaleira no fogo para fazer um chá. Então me disse que tinha uma "esposa" para mim, caso eu quisesse (eu não queria; a minha já estava a caminho).

Eu havia ido até ali para escrever sobre a vida anônima e quase silenciosa do meu anfitrião, mas naquele momento perdera toda a noção de onde estava. Mal podia acreditar que aquele senhor de aparência rabínica usando gorro e óculos de aros de metal fosse de fato o cantor e poeta que tinha sido reconhecido por trinta anos como galã internacional, viajante incansável e um homem do mundo que vestia Armani.

Leonard Cohen se refugiara naquele reduto do Velho Mundo com o intuito de refazer sua vida — e sua arte — por meio da quietude. Estava trabalhando arduamente para tornar-se uma pessoa mais simples, até mesmo nos versos de uma de suas canções, a qual já vinha polindo fazia mais de dez anos para atingir a perfeição. Na semana em que o visitei, ele passou praticamente sete dias e sete noites em uma sala de meditação rústica, sentado e imóvel. Seu nome no mosteiro, Jirkan, era uma referência ao silêncio entre dois pensamentos.

No tempo restante, ele trabalhava em sua propriedade, lavava louça na cozinha e, acima de tudo, cuidava de Joshu Sasaki, o abade japonês do centro zen Mt. Baldy, então com 88 anos. Cohen acabou passando mais de quarenta anos sentado em silêncio com seu velho amigo.

Uma noite — eram quatro horas da manhã, no fim de dezembro — Cohen roubou alguns minutos de suas meditações para descer até meu chalé e me explicar o que fazia ali.

Sentar-se em silêncio, disse ele com uma paixão inesperada, era "o entretenimento grande e profundo" que ele encontrara em seus 61 anos no planeta. "Um entretenimento realmente profundo, divertido e prazeroso. É um verdadeiro banquete o que essa atividade proporciona."

Será que ele estava brincando? Cohen era famoso por suas travessuras e ironia.

Não estava, como percebi à medida que ele prosseguia.

— O que mais eu poderia estar fazendo? — perguntou. — Casar novamente com uma mulher mais jovem e constituir outra família? Procurar novas drogas, comprar vinho mais caro? Sei lá. Esse parece ter sido o caminho mais suntuoso e sensual que encontrei para banir o vazio da minha existência.

Palavras tão sublimes e cruéis... Viver tão imerso em silêncio não diminuíra seu dom de criar frases brilhantes. As palavras tinham muito mais peso por virem de alguém que parecia já ter experimentado todos os prazeres que o mundo pode oferecer.

Estar naquele lugar remoto e sereno não tinha nada a ver com piedade ou purificação, garantiu ele;

foi simplesmente a maneira mais prática que encontrou de lidar com a perturbação e o medo que sempre foram seus companheiros de sono. Sentar-se em silêncio com seu velho amigo japonês, bebendo conhaque e ouvindo grilos noite adentro, era o que mais se aproximava da felicidade permanente, aquela que não muda mesmo quando a vida nos impõe novos desafios.

— Nada pode atrapalhar isso — disse Cohen, enquanto a luz do dia começava a entrar no chalé. Então ele parou e me deu um sorriso maroto. — A não ser que estejamos cortejando alguém — completou. — Quando somos jovens, os impulsos hormonais nos dominam.

Ir a lugar nenhum, como Cohen descrevia, era a grande aventura que dava sentido a tudo o mais.

• • •

Sentar em silêncio era uma forma de se apaixonar pelo mundo e por tudo o que há nele. Eu nunca havia pensado nisso. Ir a lugar nenhum era uma maneira de atravessar o ruído e encontrar tempo e energia renovados para compartilhar com os outros. Algumas vezes eu me aproximara dessa ideia, mas nunca a compreendera tão claramente como no exemplo daquele homem que, embora parecesse ter uma vida completa, desistiu de tudo e foi procurar a felicidade e a liberdade.

Uma noite, quando meu anfitrião gentilmente me ensinava a sentar na posição de lótus — rígido mas relaxado —, fiquei sem graça de lhe contar que nunca sentira vontade de meditar. Sendo um homem que cruzara continentes sozinho desde os 9 anos de idade, sempre gostei de movimento. Tanto que me especializei em escrever sobre viagens para unir diversão e trabalho.

Ainda assim, enquanto Cohen falava sobre a arte de sentar em silêncio (em outras palavras, limpar a mente e silenciar as emoções) — e ao observar o cuidado, o carinho e mesmo o deleite que transpareciam de sua atividade de viajar sem ir a lugar nenhum —, comecei a pensar como essa experiência poderia ser libertadora para qualquer pessoa. Bastava tirar alguns minutos por dia para sentar-se quieto e não fazer nada, atento ao que emerge da mente. Depois reservar um tempo por ano para realizar um retiro ou dar uma longa caminhada em meio à natureza, concentrando-se no que é mais profundo do que tudo aquilo que é momentâneo ou pessoal. Outra opção, como a de Cohen, era buscar uma nova vida longe de palcos e performances, na qual se é lembrado, num nível mais íntimo, que ganhar a vida e viver a vida muitas vezes apontam para direções opostas.

É claro que essa ideia existe desde que o ser humano surgiu; os poetas da Ásia Oriental e os filósofos da Grécia e de Roma antigas costumavam fazer da serenidade o centro de sua vida. Mas será que a necessidade de estar em um lugar específico já foi tão vital como é hoje? Depois de estudarem agendas diárias por mais de trinta anos, dois sociólogos descobriram que os americanos estavam de fato trabalhando menos horas hoje do que trabalhavam na década de 1960, mas *sentimos* que estamos trabalhando mais. Temos a sensação constante de estar correndo a toda a velocidade e mesmo assim não conseguimos fazer tudo o que precisamos.

Já que as máquinas cada vez mais fazem parte do nosso sistema nervoso, com a velocidade aumentando ano a ano, perdemos os sábados, os domingos e até as noites de folga — os momentos "sagrados", como alguns consideram. Os chefes, viciados em e-mail, e os parentes conseguem nos achar em qualquer lugar, não importa a hora do dia ou da noite. Cada vez mais de nós nos sentimos como médicos de pronto-socorro, sempre de plantão, obrigados a curar a nós mesmos, mas incapazes de encontrar a receita em meio à bagunça da mesa.

• • •

Quando voltei da montanha, lembrei-me de que, não muito tempo atrás, ter acesso à informação e viajar longas distâncias era considerado um luxo. Hoje em dia acontece o oposto: a maior conquista parece ser libertar-se do excesso de informação e ter uma chance de ficar parado em silêncio. A quietude não é só uma diversão para os abastados — é uma necessidade para qualquer um que queira reunir recursos menos palpáveis. Viajar para lugar nenhum, como Cohen havia me mostrado, não tinha a ver apenas com austeridade; era uma forma de se aproximar dos sentidos.

Não sou membro de nenhuma igreja e não tenho crença alguma. Nunca fui membro de nenhum grupo de ioga ou meditação (ou de nenhum grupo, para dizer a verdade). O objetivo desta obra é simplesmente mostrar como as pessoas tentam cuidar de seus entes queridos, trabalhar e encontrar uma direção num mundo cada vez mais acelerado. É um livro deliberadamente curto, para que você possa ler de uma vez só e logo voltar para a sua vida agitada (talvez até agitada demais). Não tenho a pretensão de oferecer nenhuma resposta, apenas perguntas para aprofundar ou expandir. Mas aprendi naquela montanha que, na verdade, falar sobre quietude é uma forma de falar sobre clareza e sanidade e também sobre prazeres permanentes. Encare este livro, que trata desses deleites inesperados, como um convite à aventura de viajar rumo a lugar nenhum.

# 1 Passagem para lugar nenhum

Aos 29 anos, eu tinha tudo com que sempre sonhara quando era garoto: um escritório no 25º andar de um prédio no centro de Manhattan, a quatro quadras da Times Square; um apartamento na esquina da Park Avenue com a 20th Street; os colegas mais interessantes e amigáveis que eu poderia imaginar; um trabalho cada vez mais fascinante que me permitia escrever sobre assuntos mundiais — como o fim do *apartheid* na África do Sul, a revolução popular nas Filipinas, o tumulto que envolveu o assassinato de Indira Gandhi — para a revista *Time*. Como eu não tinha dependentes nem responsabilidades, podia tirar — e tirava — longas férias em qualquer lugar do mundo, desde Bali até El Salvador.

Com toda essa agitação diária, porém, algo dentro de mim me dizia que tamanha correria não me dava a oportunidade de ver para onde ia ou de avaliar se estava realmente feliz. Na verdade, correr o tempo todo atrás de satisfação era a melhor maneira de garantir que eu jamais estaria contente ou acomodado. Muitas vezes percebi que em minhas reportagens eu defendia a paz mundial usando os termos mais controversos e agressivos.

Então decidi abandonar a vida de sonhos e passar um ano em um quartinho localizado numa ruela de Quioto, a antiga capital japonesa. Não sabia explicar exatamente por que estava fazendo aquilo, mas sentia que já tinha desfrutado demais a dieta de estímulos e agitação de Nova York. Agora era o momento de equilibrar tudo aquilo com algo simples, aprendendo a tornar aquele prazer menos efêmero e superficial.

Logo que saí da zona de conforto do meu trabalho e mergulhei no desconhecido, meu pai começou a me ligar, preocupado, acusando-me de ser um "falso aposentado". Eu não o culpo; todas as instituições céticas das quais ele sempre tentou me fazer participar insistiam que o importante na vida era chegar a algum lugar, e não ir para lugar nenhum. Mas esse lugar pelo qual me interessara tinha tantas dimensões e facetas que era quase impossível explicar a ele (ou a mim mesmo) e parecia maior e mais insondável do que a vida totalmente desvairada que eu levava na cidade; ele oferecia uma paisagem tão vasta e fértil como as que eu conhecera no Marrocos, na Indonésia e no Brasil.

Lembrei-me do dia em que, ao visitar uma exposição de arte abstrata de Mark Rothko, fui atraído por uma serenidade que parecia infinita e era riquíssima em cores. Recordei que, certa vez, um amigo me contou como John Cage criara sinfonias no silêncio de auditórios lotados. Mais ainda, fazia tempo que eu admirava o modo como Thomas Merton, um viajante amistoso, bebedor assíduo e amante ferido, entrou em um mosteiro trapista em Kentucky e se tornou frei Louis, dando um destino menos visível à sua inquietação.

Ir a lugar nenhum, como Leonard Cohen enfatizaria mais tarde, não era virar as costas para o mundo, mas sim sair de fininho de vez em quando para poder enxergá-lo de forma mais clara e amá-lo mais profundamente.

• • •

Na verdade, o conceito de ir a lugar nenhum — ficar sentado em silêncio por tempo suficiente para se interiorizar — é bem simples. Se o seu carro quebra, não adianta tentar repintar o chassi; a maior parte dos nossos problemas — e, por consequência, as soluções, a paz de espírito — está dentro de nós. Correr atrás de felicidade do lado de fora faz tanto sentido como a história do personagem cômico de uma parábola islâmica que, depois de perder uma chave na sala de sua casa, vai procurá-la na rua porque lá tem mais luz. Como Epicteto e Marco Aurélio afirmaram há mais de dois milênios, não são nossas experiências que nos formam, mas o modo como reagimos a elas. Se um furacão arrasa uma cidade, reduzindo tudo a escombros, um homem pode considerar isso uma libertação, uma chance para recomeçar, enquanto outro, talvez até seu irmão, pode ficar traumatizado pelo resto da vida. "Nada em si é bom ou mau", escreveu Shakespeare em *Hamlet*, "tudo depende daquilo que pensamos."

Tanta coisa acontece em nossa mente — seja relembrando ou imaginando, seja especulando ou interpretando — que às vezes acho que a melhor maneira de mudar a vida é mudar a forma de encará-la. Como afirmou William James, o psicólogo mais sábio da América, "a maior arma contra o estresse reside em nossa habilidade de escolher um pensamento". É a perspectiva que escolhemos que determina onde estamos — e não os lugares que visitamos. Toda vez que faço uma viagem, a experiência só adquire significado para mim depois que volto para casa e, sentado em silêncio, transformo as paisagens que vi em revelações permanentes.

• • •

Não estou sugerindo que viajar seja desnecessário; sempre preferi curtir a quietude nos cantos ensolarados da Etiópia ou de Havana. Mas é bom lembrar que o espírito pode nos levar tão longe quanto o movimento físico. Henry David Thoreau, um dos grandes exploradores do século XIX, relata em seu diário de viagens: "O mais importante não é a distância para onde você viaja — em geral quanto mais longe, pior —, mas sim quão vivo está".

Dois anos depois de minha ida ao Japão, comecei a me exercitar mais seriamente rumo a lugar nenhum. Quioto havia me dado o gostinho da quietude, mas eu ainda precisava encontrar uma forma de sustentar minhas viagens, e alguns meses antes tivera a sorte de conseguir viajar por toda a Argentina, até a Terra do Fogo, e depois para a China, o Tibete e a Coreia do Norte. Eu fora duas vezes em meses seguidos para Londres e Paris, voltando regularmente para visitar minha mãe na Califórnia. Programara viagens longas e emocionantes pelo Vietnã e pela Islândia e me sentia feliz com a escolha, que me permitiria reforçar meu engajamento com o mundo em poucas semanas. No entanto, a certa altura, todas essas viagens horizontais mundo afora não conseguiam mais suprir minha necessidade de ir além, rumo a um lugar desafiador e surpreendente. O movimento adquire um sentido mais rico quando baseado na quietude.

Então entrei no carro e segui para o norte ao longo da costa da Califórnia, partindo da casa da minha mãe. Depois peguei uma estrada ainda mais estreita em direção a um retiro beneditino do qual um amigo me falara. Ao sair do meu Plymouth Horizon branco, todo empoeirado, deparei com um silêncio cristalino e vibrante. Quando entrei na saleta onde passaria as três noites seguintes, não conseguia me lembrar de nenhum dos argumentos com que me debatera no caminho nem dos telefonemas que pareciam tão urgentes quando saí de casa. O único espaço em que eu estava era aquela sala com janelas grandes que davam para o mar.

Uma raposa surgiu na cerca do lado de fora, e eu me pus a observá-la, maravilhado. Um cervo começou a pastar bem perto da minha janela: parecia um milagre entrando na minha vida. Sinos dobravam ao longe, e eu imaginei ouvir um coro de aleluia.

Um dia antes, eu teria até rido desses sentimentos. Quando comecei a vigília na capela, a magia se desfez; o silêncio era muito mais revigorante do que quaisquer palavras. Quase instantaneamente percebi que bastava ficar parado num lugar, sem distrações, para o mundo se iluminar de tal forma que até me esquecia de mim mesmo, de tanta felicidade. O paraíso é um local onde você não pensa em nenhum outro lugar.

Era como ser chamado de volta para um espaço conhecido, mesmo sem nunca tê-lo visto. Como os monges teriam me dito — embora eu não tenha perguntado —, encontrar o que parece ser a vida real, aquela coisa imutável que se oculta atrás de todos os nossos pensamentos mutantes, é mais uma lembrança do que uma descoberta.

Fiquei tão impressionado que, antes de ir embora, fiz uma reserva para voltar e depois outra, por mais duas semanas. Logo, entrar no mundo da quietude tornou-se meu alimento preferido. Eu não conseguiria ficar no mosteiro para sempre — nunca tive tendência a me estabelecer, e não me sinto bem em nenhuma ordem espiritual —, mas percebi que a meditação deu muito mais valor e emoção a tudo o que vivi nos dias subsequentes. Era como se eu estivesse escapando da minha vida e subindo uma pequena colina de onde podia enxergar muito mais além.

Em geral, isso me dava muito prazer, porque eu ficava totalmente presente na sala de meditação, lendo as palavras de cada livro como se eu as tivesse escrito. As pessoas que conheci no retiro — banqueiros, professores e corretores imobiliários — estavam lá por razões semelhantes às minhas e se pareciam muito comigo, até mais do que alguns companheiros de viagem. Ao retornar à minha rotina existencial, eu me sentia livre por não ter de encarar meus pensamentos e ambições — meu eu — tão seriamente.

Esse pequeno gostinho do silêncio foi tão radical e diferente de tudo o que eu sentia normalmente que decidi mudar mais ainda minha vida. No ano em que descobri como o ato de sentar em silêncio podia ser transformador, mudei de vez para o Japão — para um apartamento minúsculo, e eu e minha mulher não tínhamos carro, nem bicicleta, nem quarto, nem como ver televisão, porque não entendíamos a língua. Ainda preciso sustentar a família e continuar trabalhando como escritor e jornalista especializado em viagens, mas o fato de conseguir me libertar de distrações e complicações me faz visualizar todo dia, ao acordar, como uma clareira com nada à minha frente que se alonga em direção às montanhas.

Certamente nem todos têm o mesmo conceito de deleite; talvez você precise experimentar várias alternativas para sentir os benefícios da quietude. Porém, quando os amigos me pedem sugestões de locais para viajar nas férias, pergunto se eles gostariam de ir a lugar nenhum, especialmente se não quiserem perder tempo com vistos, vacinas e filas imensas nos aeroportos. Uma das belezas de ir a lugar nenhum é que você nunca sabe onde vai parar quando segue nessa direção. É como se o horizonte fosse infinito: ninguém sabe ao certo o que verá durante o caminho. O melhor de tudo — como Leonard Cohen havia me mostrado com tanta emoção, enquanto se sentava em silêncio — é que esse estado pode deixá-lo tão desperto, entusiasmado e exultante como quando está apaixonado.

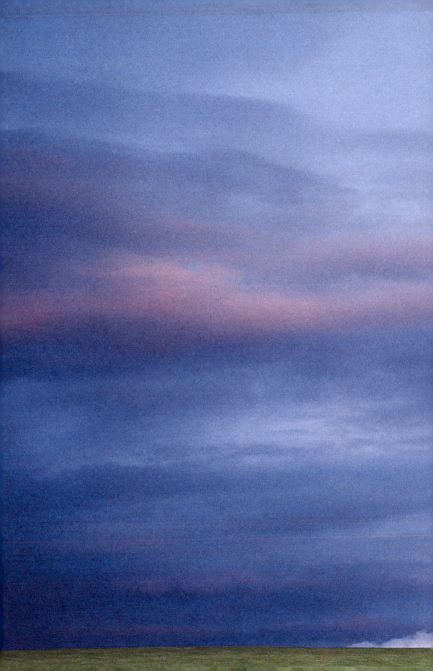

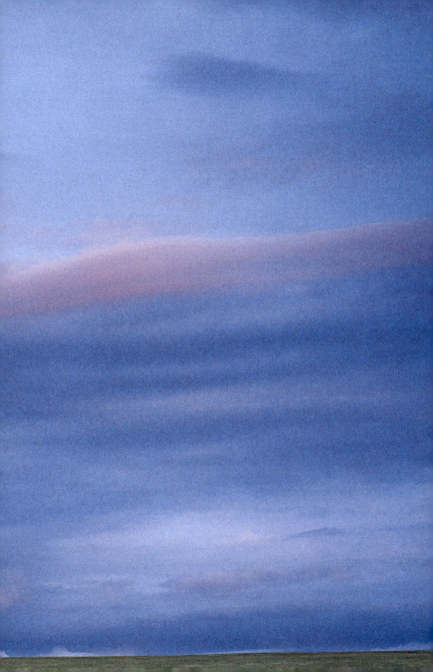

2 Mapeamento da quietude

Os escritores, sem dúvida, são obrigados pela profissão a gastar muito tempo indo a lugar nenhum. Nossas criações não surgem quando estamos fora, no mundo, coletando impressões, mas sim quando estamos sentados em silêncio, transformando as impressões em frases. Nosso trabalho é converter, por meio da quietude, uma vida de movimento em arte. Sentar-se em silêncio é nosso local de trabalho, às vezes nosso campo de batalha.

Na escrivaninha de madeira castanha onde escrevo no Japão, tenho um companheiro constante que costuma se entusiasmar com histórias sobre festas iluminadas, guerra, belezas arrebatadoras, beldades da sociedade e noites repletas de joias na ópera. Mas Marcel Proust só conseguiu me transmitir esse mundo alucinante sentando em silêncio em um quarto revestido de cortiça, praticamente sozinho, por anos a fio, e explorando as maneiras de recriar o mundo na mente de forma mais definitiva.

De fato, essa é a ideia que norteia seu romance épico *Em busca do tempo perdido*. Trocamos olhares com um estranho na rua, e essa troca dura apenas alguns momentos. Então vamos para casa e pensamos nisso, tentando entender o que significou aquele olhar; examinamos por um ângulo, depois por outro, imaginando futuros possíveis e tecendo fantasias. Uma experiência que durou um instante leva uma eternidade dentro de nós. Na verdade, é isso que cria a história da nossa vida.

Outro companheiro fiel que tive no Japão, desde que era adolescente e viajava de Dharamsala para Bogotá e Barbados, foi o trovador errante cujo primeiro álbum tinha quatro músicas com o tema "viagem". A primeira canção que Leonard Cohen tocou em público era sobre um homem que seguia o mesmo itinerário de um velho trem numa rodovia "que serpenteava como fumaça atrás de seus ombros". Uma das faixas mais memoráveis daquele primeiro disco era quando ele dizia adeus a uma mulher porque "tinha que caminhar no meu ritmo".

Leonard Cohen tornou-se o poeta predileto dos viajantes, recusando-se a criar raízes em qualquer lugar, um "garoto cigano" que não admitia que tivessem nenhum tipo de expectativa em relação a ele. Entretanto, como muitos viajantes sem destino, ele parecia saber que é somente quando paramos que podemos despertar em nível muito mais sutil e profundo ("Agora sei por que tantas pessoas param e choram", escreveu em um de seus primeiros poemas, "entre amores passados e futuros, / e se perguntam se viajar leva a algum lugar").

Quando ele falava sobre si mesmo, reconhecia que suas viagens mais impressionantes foram as interiores. "Eu queria tanto evitar o toque", confessava em uma canção em que se mostrava claramente determinado a ir ao centro zen. "Sempre fui assim exagerado."

. . .

Quase uma década depois de minha primeira visita ao esconderijo de Leonard Cohen naquele salão rústico no alto da montanha, encontrei outro dissidente improvável, dessa vez em Zurique. Eu estava no Hallenstadion, um auditório de 13.000 lugares que fora usado recentemente num show da Britney Spears. Ali, o 14º dalai-lama — cujas ações globais eram o tema que eu desenvolvia no momento — apresentava uma palestra complexa sobre o estilo de vida dos bodisatvas, explicando por que alguns humanos que atingem o nirvana (palavra que significa literalmente "ser assoprado", em sânscrito) decidem voltar para o mundo material para ajudar os outros.

Muitos dos falantes nativos de inglês — na maioria, budistas, o que não é o meu caso — tinham dificuldade de entender os intrincados ensinamentos filosóficos em língua francesa, em parte porque as palavras do dalai-lama eram traduzidas por seu intérprete francês, Matthieu Ricard, com uma transparência brilhante. Ele se tornara doutor em biologia molecular estudando com o ganhador do Prêmio Nobel François Jacob, no Instituto Pasteur. O pai de Ricard, Jean-François Revel, era conhecido como um dos grandes intelectuais da França, editor da revista *L'Express* havia muito tempo;

sua mãe, Yahne le Toumelin, ficara famosa por sua arte abstrata. Os jantares da família de Ricard haviam sido frequentados por Buñuel, Stravinsky e Cartier-Bresson.

Ao completar 21 anos, porém, Ricard decidiu ir para o Nepal. A alegria e o sentido de discernimento que ele encontrou lá em alguns lamas tibetanos o comoveram tão profundamente que, cinco anos mais tarde, ele abandonou sua carreira promissora na ciência e foi viver à sombra do Himalaia. Aprendeu tibetano, passou a vestir trajes monásticos e se tornou — por mais de doze anos — ajudante e aprendiz do professor tibetano Dilgo Khyentse Rinpoche. Em meados da década de 1990, o pai de Ricard foi para o Nepal e ficou dez dias conversando com o filho cientista para tentar entender por que alguém da sua prole escreveria (de maneira semelhante a Leonard Cohen) que "O caminho mais recompensador que já trilhei é simplificar a vida ao máximo para extrair sua quintessência".

O livro que se originou dessas discussões, *O monge e o filósofo*, vendeu quase meio milhão de exemplares na França, em parte porque Ricard conseguia escrever sobre a "ciência da mente" budista com toda a clareza e eloquência cartesianas que havia herdado do pai. Para ele, por exemplo — e ninguém podia entender isso —, viver no topo de uma montanha esperando encontrar a felicidade tinha tanto sentido quanto pôr a mão no fogo esperando não se queimar.

Pouco antes de eu o conhecer, Ricard fora o primeiro voluntário numa experiência conduzida por pesquisadores da Universidade de Wisconsin.

Os cientistas tinham colocado 256 eletrodos no crânio de centenas de participantes e então os submeteram a uma sessão de três horas e meia de ressonância magnética para encontrar emoções positivas (e, em experimentos posteriores, compaixão, habilidade de controlar respostas emocionais e capacidade de processar informações). A diferença entre os voluntários é que alguns costumavam meditar regularmente e outros não. A pontuação de Ricard com respeito a emoções positivas era tão superior à dos outros participantes não monásticos que os pesquisadores — que já haviam testado outros com mais de 10.000 horas de meditação — concluíram que quem medita durante anos alcança um nível de felicidade literalmente fora de escala, nunca visto antes em livros de neurologia.

Quando nos encontramos em Zurique, o francês de 59 anos era descrito comumente como "o homem mais feliz do mundo". Era muito requisitado, ora explicando como a felicidade podia ser exercitada como um músculo qualquer no Fórum Econômico Mundial, em Davos, ora participando de conferências na Índia entre cientistas que estudam a mente ou a matéria, ora servindo de intérprete para o dalai-lama em viagens pelo mundo, aplicando as prioridades que aprimorara nas meditações para a construção de clínicas, escolas e pontes em todo o Tibete. Logo que nos conhecemos, fiz a ele uma pergunta típica de viajante: como ele lidava com a diferença de fuso horário? Ricard me olhou, surpreso. "Para mim, um voo é só um breve retiro no céu", disse, como se a ideia fosse óbvia para qualquer um. "Não há nada a fazer, e isso é muito libertador. Não há nenhum lugar para onde eu possa ir. Então me sento e observo as nuvens e o céu azul. Tudo está parado e ao mesmo tempo em movimento. É lindo." Logicamente, nuvens e céu azul são os recursos que os budistas usam para explicar a natureza da mente: pode haver nuvens passageiras, mas isso não implica que o céu azul deixe de estar lá, atrás da escuridão. Tudo o que é preciso é ter paciência para ficar sentado em silêncio até que o azul apareça novamente.

A explicação de Ricard adquiriu outro sentido anos mais tarde, quando ele publicou um livro de fotografias que me impressionou muito. Ele se isolara numa choupana no topo de uma montanha no Nepal durante quase um ano, e uma ou duas vezes por semana saía para fotografar qualquer coisa que estivesse à sua porta. A vista era quase sempre a mesma; o que mudava eram as nuvens e a chuva, no inverno ou na primavera, e o humor da pessoa por trás da lente.

Quando folheei o livro, percebi que Ricard tinha herdado o olhar de sua mãe para a arte da quietude e a mente analítica do pai. Essas "Imagens de lugar nenhum", como poderiam ter sido chamadas, eram mágicas. Em seu trabalho vi a Indonésia e o Peru, vales iluminados pelo sol e pelos céus enegrecidos de tempestade; era como se o mundo inteiro tivesse ido se apresentar bem na frente da sua choupana. O livro, intitulado *Motionless Journey* [Viagem imóvel], poderia ser considerado uma investigação sobre como as coisas mudam e não mudam ao mesmo tempo — como o mesmo lugar pode parecer tão diferente sem que saiamos dele.

    Mas o mais surpreendente era que, no fundo, essa era a descrição de uma paisagem interna. É assim que a mente — a vida — parece quando não estamos indo a lugar nenhum. Sempre cheia de cores, paisagens e beleza. Sempre, mais ou menos, inalterada.

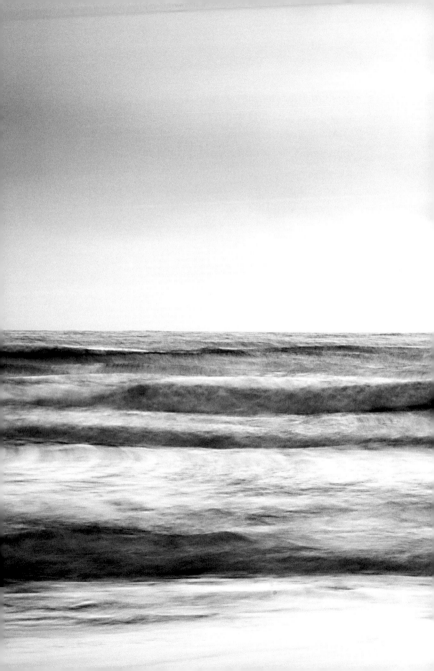

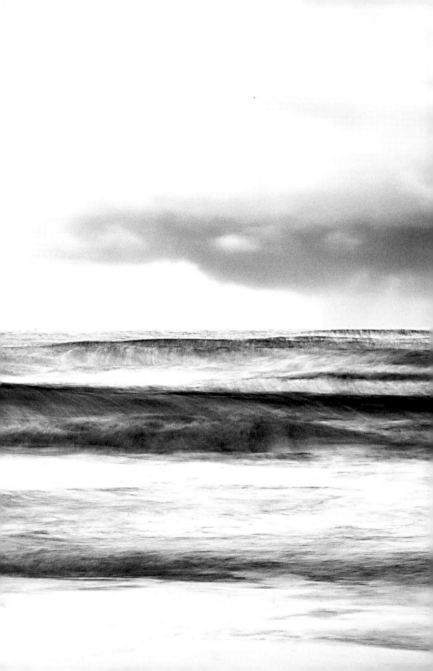

3 Sozinho no escuro

É claro que nenhum de nós gostaria de estar em um lugar nenhum contra a vontade, como acontece com prisioneiros ou inválidos. Quando viajo para a Coreia do Norte ou o Iêmen — ou para qualquer local sem recursos ou que restrinja a liberdade do povo —, percebo que todos os que nasceram lá desejam estar em outro lugar, visitar outros países com a liberdade que nós desfrutamos. Os prisioneiros, de San Quentin a Nova Délhi, aprendem a meditar, nem que seja apenas para ver que mesmo em seu confinamento há vislumbres de libertação. Caso contrário, os que ficam na solitária são bombardeados por terrores e assombrações, como os que Emily Dickinson retrata em seu poema "A Still — Volcano — Life" [Uma Vida — Silente — de Vulcão].

Certa vez fui para os bosques de Alberta, no Canadá, e passei vários dias em um chalé lendo as cartas de Dickinson, a poetisa que se tornou famosa por quase nunca sair de casa. Sua paixão me abalou de forma tão profunda que eu precisava desviar o olhar da página. Suas palavras eram como explosivos numa caixa de joias. Imaginei-me ao lado da mulher de branco na janela, observando seu irmão com a jovem esposa, Susan — a quem Dickinson escreveu cartas tórridas

("Oh, minha querida"; "meu coração é todo teu, ninguém além de ti está em meus pensamentos") —, na casa em que eles moravam, a menos de 100 metros de distância, do outro lado do jardim. Eu podia senti-la se esgueirando pela sala de estar enquanto seu irmão vivia um caso de adultério no quarto ao lado, traindo a Sue que os dois adoravam. Acompanhei sua fúria nas cartas inflamadas que redigia para o seu "Mestre", numa atmosfera carregada de solidão, em que revelava: "Eu vos enxergo melhor — no Escuro".

Ela sentia a Morte chamando-a na cama, escrevia, sondando as sombras em sua solidão; às vezes se imaginava morta, com carpideiras "pisando — pisando" em seu cérebro. Ela sabia que não são só as casas que podem ser assombradas, que "O eu escondido em nós — / Assusta qualquer um". Ao mesmo tempo, suas desconcertantes palavras me lembraram o pobre Herman Melville conjurando sua versão de fantasma imóvel, Bartleby, um bem-apessoado cadáver que liderava um pseudomovimento Ocupe Wall Street, instalado num escritório de advocacia na Baixa Manhattan, "preferindo" não ir a lugar nenhum.

Um lugar nenhum pode ser assustador, mesmo que seja um destino escolhido por você conscientemente. Não há como se esconder lá. Ficar preso dentro da mente pode deixá-lo louco, falando com um diabo que lhe diz para ficar em casa, ficar em casa até você acabar tão aprisionado nos pensamentos que não tem mais vontade de sair.

A vida de quietude às vezes traz dúvidas e a sensação de abandono. Quem quiser aprender a ver a luz terá de enfrentar várias noites solitárias no escuro. Ao visitar um mosteiro também percebi como é fácil usar um lugar assim como fuga ou como o êxtase de uma paixão que certamente não vai durar. Assim como ocorre numa relação amorosa, nos primeiros dias de romance com a quietude não temos ideia do trabalho duro que está por vir.

Em algumas ocasiões, quando eu voltava para o mosteiro no meio do verão, o tempo estava muito feio no momento de estacionar. A chuva caía torrencialmente no telhado de cobre do meu *trailer* durante a noite toda. Ao olhar pela janela, eu só via neblina. Passava dias sem ver nem ouvir nenhuma alma penada; às vezes parecia um teste, um exercício de penitência na solidão. Chovia tanto que eu não conseguia nem sair. Então eu me sentava na névoa, encalhado e infeliz, lembrando como o ambiente externo pode ser um reflexo — ou até um catalisador — do interior.

"O caminho da contemplação não é plano", dizia Thomas Merton, o monge eloquente, "e os que o seguem não encontram nada." Na verdade, uma das leis de se sentar em silêncio é que, "quando você tem o objetivo de atingir a contemplação ou, pior ainda, a felicidade, não encontra nenhuma das duas. Pois nem uma nem outra pode ser encontrada a não ser que, de certo modo, seja renegada". Tudo isso era um pouco paradoxal — tão difícil de entender quanto um *koan* [pequeno conto zen-budista] —, mas eu conseguia enxergar o ponto fundamental: um homem sentado em silêncio geralmente está sozinho, com a lembrança de tudo o que ele não tem. E o que tem talvez seja muito semelhante ao nada.

• • •

Certa manhã de verão, quando eu visitava Louisville, em Kentucky, um novo amigo me convidou para irmos juntos conhecer o mosteiro onde Thomas Merton havia morado por mais de um quarto de século. Pegamos a estrada, e a cidade logo ficou para trás. Então passamos por longos campos, verdes e ermos, em que se viam ocasionalmente casebres com cruzes (ou palavras da Bíblia gravadas) do lado de fora. Quando chegamos ao famoso lugar onde Merton vivera — que parecia sério e ameaçador, como um sanatório vitoriano para doentes mentais —, um monge alto e discreto, que estudara com Merton, ofereceu-se para nos mostrar o eremitério onde frei Louis (como Merton ainda era conhecido) passara seus últimos dois anos, já que achara mesmo o mosteiro muito movimentado e repleto de distrações.

Passamos por algumas lápides ao longo de um campo.

— Nos últimos três anos — disse o monge, caminhando rápido para alguém com mais de 70 anos —, estive apaixonado. — Ele fez uma pausa. — Por uma mulher chamada Emily Dickinson.

Sem tecer comentários, seguimos o homem de vestes monásticas até uma cabana humilde e de aparência frágil "à sombra de uma grande cruz de cedro", como

Merton havia descrito, com um celeiro ao lado e uma minúscula varanda com uma cadeira na frente.

Ao entrar, notamos que o local era mobiliado de forma modesta, apesar de ser espaçoso para os padrões monásticos. Nosso guia turístico sentou-se e começou a recitar algumas frases de Rainer Maria Rilke.

— "Sempre existe Mundo" — como dizia o poeta alemão —, "e nunca o lugar nenhum sem o nenhum: o puro e inseparável elemento que se respira sem desejo e se *sabe* infinito."

Então ele declamou Dickinson:

O Cérebro — é mais amplo do que o Céu —
Pois — se colocados lado a lado —
Um conterá o outro
Com facilidade — e Você — também —

Depois se levantou e pegou um livro ao acaso da prateleira.

— Quando mostro esse lugar às pessoas, gosto de ler algum trecho dos diários do frei Louis — disse o monge. — Para trazer seu espírito até nós. E para que possamos sentir que ele está aqui.

Ele abriu uma página qualquer e começou a ler.

— "Comemos sardinha e presunto (não havia muito para comer!), bebemos vinho e lemos poemas e falamos sobre nós e acima de tudo fizemos amor e amor e amor por cinco horas. Embora tivéssemos combinado várias vezes que nosso amor teria de continuar sempre casto e que esse sacrifício era essencial, no fim acabamos nos rendendo ao sexo. Porém, na verdade, em vez de completamente errado, isso pareceu perfeitamente certo. Agora, de qualquer maneira, já amamos com todo o corpo, e sinto que ela é exatamente como eu (exceto pelo sexo)."

Essa era uma passagem do volume 5 dos diários impressos, talvez o trecho mais surpreendente das meditações do monge severo. Aos 51 anos, Merton foi levado ao Hospital St. Joseph, em Louisville, para fazer uma cirurgia da coluna. Ele rejeitava a viagem desde o começo — "Não espero muita ajuda dos médicos e de suas malditas pílulas" — e na manhã anterior à sua partida escreveu, como que para se tranquilizar: "Estou começando a ficar de castigo na solidão". A única coisa que lamentava, caso morresse, era "a possível perda de vários anos de solidão". Mas assim que chegou ao hospital sentiu — depois de quase um quarto de século fora do mundo — uma paixão arrebatadora pela "simpática e devota" estudante de enfermagem de 20 anos que ajudava a cuidar dele.

As centenas de páginas de seu diário em que ele dissecou seus sentimentos por ela são angustiantes; era como se aquele homem sábio, que conhecia tanto sobre quietude e sobre a verdade, tivesse voltado a ser adolescente, perdendo noites de sono para tentar entender um amor que não sentia desde que fizera o voto de castidade. Ele começou a bombardear a moça com cartas e súplicas de amor, ligando para ela do escritório no porão enquanto os outros monges jantavam. Quando um deles descobriu tudo ouvindo atrás da porta, ele confessou ao abade ("*somente* os telefonemas!"), mas continuava afirmando que ia abandonar sua vocação para fugir com "M." e viver com ela numa ilha.

"Estou repleto de paz (embora no domingo passado a simples ideia de que isso pudesse ocorrer me enchesse de pânico)", escreveu Merton. "Eu me rendi outra vez à hostil sabedoria feminina de M., que instintivamente sabe encontrar em mim a ferida que mais precisa de cuidados e coloca ali todo o seu amor. Em vez de impuro, sinto-me purificado (foi o que escrevi outro dia no 'Seven Words' para Ned O'Gorman). A sensação é que minha sexualidade se tornou real e decente depois de tantos anos de restrição frenética (pois, apesar de achar que estava tudo sob controle, isso era uma ilusão)."

Nosso monge, que também tem seu mérito, continuou lendo aquela passagem até o fim, sem cogitar se haveria outro trecho mais interessante. Apenas um ano antes de conhecer "M.", eufórico em seu novo eremitério, Merton escrevera: "Decidi me casar com o silêncio da floresta. A escuridão doce e profunda do mundo inteiro será minha mulher". Isso também parecia ter mudado, como os céus das fotos de Matthieu Ricard. Não é possível se livrar das sombras que existem em você simplesmente fugindo delas.

4 Serenidade para quem precisa

A ideia de ir a lugar nenhum, conforme já mencionei, é como a lei universal da gravidade; por isso, diversos sábios do mundo inteiro já falaram sobre o tema. "A maior parte dos males da vida", afirmou Blaise Pascal, matemático e filósofo francês do século XVII, "origina-se da incapacidade do ser humano de ficar sentado quieto num quarto." Depois que o almirante Richard E. Byrd passou quase cinco meses solitário em uma cabana na Antártida, com temperaturas que passavam de 70 graus abaixo de zero, voltou convencido de que "metade dos problemas do mundo decorre do fato de não sabermos de quão pouco precisamos". Ou, como às vezes falam nas proximidades de Quioto, "Não fique só fazendo coisas. Sente".

Entretanto, os dias de Pascal e mesmo os do almirante Byrd seriam considerados bastante tranquilos em comparação aos que vivemos hoje. A quantidade de dados que a humanidade vai acumular no tempo em que você está lendo este livro é mais de cinco vezes a quantidade existente na Biblioteca do Congresso dos Estados Unidos. Quem quer que leia esta obra vai ter adquirido tanta informação quanto Shakespeare teve ao longo de toda a vida. Pesquisadores do novo campo da ciência da interrupção calculam que uma pessoa leva em média 25 minutos para se recuperar de uma ligação telefônica. Contudo, esse tipo de interrupção nos chega hoje, em média, a cada onze minutos — o que significa que nunca estamos com a vida em dia.

Quanto mais fatos jorram sobre nós, menos tempo temos para processar cada um deles. A única coisa que a tecnologia não nos oferece é uma noção de como usá-la corretamente. Em outras palavras, a habilidade de colher informações, que costumava ser tão crucial, agora é bem menos importante que a capacidade de filtrá-las.

É mais ou menos como se estivéssemos a 5 centímetros de uma pintura imensa, que muda constantemente a cada microssegundo, rodeada de barulho e aglomeração. Só quando conseguimos dar alguns passos para trás e ficar quietos é que começamos a enxergar o significado dessa pintura (que é a nossa vida) e ter uma visão completa do quadro.

• • •

Em minhas viagens pelo mundo, uma das maiores surpresas que tive foi ver que as pessoas mais interessadas em pôr limites no avanço das novas tecnologias são justamente as que ajudaram a criá-las, derrubando muitos dos limites antigos. As pessoas que trabalharam para acelerar o mundo são as que estão hoje mais empenhadas em desacelerá-lo.

Certo dia, fui a um dos escritórios do Google para fazer uma palestra a respeito de um livro que escrevera sobre o dalai-lama. Como muitos outros visitantes, fiquei impressionado com os trampolins, com as casas na árvore dentro dos edifícios e com a decisão da empresa de dar aos funcionários uma folga de um quinto do total de suas horas de trabalho, permitindo que relaxem a mente e tenham mais inspiração em suas tarefas.

Mas o que me impressionou mais foram as duas pessoas que me cumprimentaram enquanto eu esperava minha identificação digital: o evangelista--chefe do Google+, como estava escrito em seu cartão de visita, uma alma indiana e inspirada de olhos brilhantes que criara um programa chamado Yogler, no qual vários funcionários do Google que praticavam ioga podiam ser treinados para dar aulas. O outro era um engenheiro de software veterano, que produzira um programa popular de sete semanas chamado Search Inside Yourself [Busque dentro de você] cujo currículo dera a milhares de adeptos do Google evidências palpáveis e quantificáveis de que a meditação pode promover clareza de pensamento, melhora na saúde e também desenvolvimento da inteligência emocional.

Era uma dupla engajada, sem dúvida, e ambos pareciam se interessar bastante pelo dalai-lama. Toda empresa tem seus próprios evangelistas-chefes, ávidos para compartilhar suas descobertas. Mas fiquei admirado ao ver quantas vezes Gopi, o fundador do programa Yogler, afirmou como era fácil entrar em uma sala de reunião, a qualquer hora, e fechar os olhos. Isso, mais uma vez, soou como Dickinson:

O Exterior — do Interior
Deriva sua Magnitude —
É Duque ou Anão, de acordo
Com o Humor Central.

Muitas pessoas no Vale do Silício participam semanalmente de um "retiro da internet": elas desligam todos os seus aparelhos, de sexta-feira à noite a segunda de manhã, para poderem resgatar o sentido de orientação e proporção quando voltarem a se conectar. Quem me lembrou disso foi Kevin Kelly, um dos mais apaixonados porta-vozes das novas tecnologias (e também criador e diretor da revista *Wired*). Ele afirmou, em seu último livro, que a tecnologia pode "expandir o potencial individual de cada um", mas não possui *smartphone*, *notebook* nem televisão em casa. Kevin também costuma viajar alguns meses por cidadezinhas asiáticas sem computador, para se conectar ao mundo não virtual. "Continuo a manter a cornucópia da tecnologia à mão", escreve, "para me lembrar mais facilmente de quem eu sou."

Existe hoje uma sala de meditação em cada prédio do *campus* da General Mills, em Minneapolis, e o congressista Tim Ryan dirige os colegas em sessões de meditação, lembrando a eles que a ciência já descobriu que essa prática é capaz de diminuir a pressão arterial, ajuda a fortalecer o sistema imunológico e muda até a arquitetura do cérebro. E isso não tem nada a ver com religião: é como uma consulta ao psicólogo.

De fato, quase um terço das empresas americanas tem agora algum "programa de redução de estresse", e esse número aumenta a cada dia — em parte porque os funcionários adoram desentupir as artérias da mente. Mais de 30 por cento dos participantes desse tipo de programa na Aetna, uma das grandes companhias de assistência médica, perceberam que seu nível de estresse diminuiu em um terço apenas com uma hora de ioga por semana. A Intel, gigante dos chips de computador, fez experiências com o que chamou de "hora do silêncio", com duração de quatro horas toda terça-feira, durante as quais trezentos engenheiros e gerentes desligavam os telefones, paravam de ler e-mails e punham uma placa de "não perturbe" na porta do escritório com o objetivo de conseguir um "tempo para pensar". O resultado foi tão entusiástico que a empresa inaugurou um programa de oito semanas para estimular a clareza de pensamento. Na General Mills, depois de um programa semelhante de sete semanas, 80 por cento dos executivos seniores relataram melhora em sua capacidade de tomar decisões e 89 por cento disseram ter se tornado mais capazes de ouvir. Esse tipo de recurso vem economizando centenas de bilhões de dólares por ano nas empresas americanas. O mais importante: essa é uma solução preventiva num momento em que a Organização Mundial da Saúde adverte que "o estresse será a epidemia do século XXI".

Pode parecer estranho que esse tipo de treinamento mental — de ir a lugar nenhum, na prática — seja empregado em ambientes tão acelerados. As empresas que conseguem ver no recuo a melhor forma de avançar podem simplesmente estar buscando meios novos e imaginativos de atingir os mesmos objetivos materiais. Para mim, a meditação ajuda a ir além da necessidade de acelerar. Na verdade, é como se ela me despisse de mim mesmo, tirasse minha armadura, transportando-me para um lugar onde consigo me enxergar como algo maior. Os benefícios reais desse investimento profundo, com uma taxa de juros bem mais elevada e a longo prazo, podem ser invocados nos momentos difíceis em que você recebe uma notícia triste de um médico ou quando um carro lhe dá uma fechada: tudo o que você tem a fazer é recuperar aquilo que armazenou nos períodos de interiorização. Não há dúvida de que necessitamos de foco e clareza, especialmente quando os riscos são altos.

    Numa manhã de primavera, quando estava no mosteiro — situado a apenas algumas horas de carro do Vale do Silício —, que se tornara meu lar secreto, ouvi uma batida na porta. Ao abri-la, deparei com dois jovens amigos que nunca encontrara pessoalmente, pois os conhecera somente por correspondência. Emma era diretora de um centro de pesquisas em Stanford, e seu noivo (agora marido), Andrew, um fuzileiro naval. Caminhamos até um banquinho que dava para a imensidão azul do Pacífico — sem ilhas à vista, sem manchas de óleo, sem baleias — e Emma me contou que, em seu pós-doutorado em Wisconsin, passara um ano levantando fundos para patrocinar um estudo que

avaliasse se a meditação poderia eliminar o estresse pós-
-traumático de veteranos militares.

 Como era de esperar, disse ela, os voluntários que apareceram no laboratório eram homens do centro-oeste cobertos de tatuagens, bebedores de cerveja inveterados, sem nenhum interesse no que eles chamavam de "merda de hippie". Na opinião deles, ela é que estava sendo testada, não eles. No entanto, Emma conseguiu submetê-
-los, por uma semana, a um programa de respiração baseado na ioga. Depois do treinamento de 25 horas sem ir a lugar algum, vários deles relataram uma melhora significativa nos sintomas de ansiedade, estresse e até na frequência respiratória. Os dez que não participaram do teste não sentiram mudanças.

 Como cientista, ela só confiava naquilo que podia medir empiricamente. Então verificou o reflexo de sobressalto — que costuma ser muito forte em veteranos ultravigilantes, e normalmente a causa da insônia e da reação exagerada ao medo — e descobriu que os números combinavam exatamente com a avaliação subjetiva dos voluntários. Vários deles impressionaram a doutora ao dizer que foram resgatados da morte. Uma semana depois, ela fez novo teste com o grupo selecionado — e ainda uma terceira vez, um ano mais tarde —, e as melhoras se confirmaram. Seu artigo descrevendo o estudo-piloto foi revisado e publicado no *Journal of Traumatic Stress* [Jornal do estresse pós-traumático].

 Foi aí que Andrew entrou na conversa. Ele permaneceu onde estava, alerta e com a coluna ereta, ao lado do banco onde Emma e eu estávamos sentados, e declarou que a prática da meditação nunca seria facilmente aceita no mundo "macho alfa" do Corpo de Fuzileiros Navais. Na verdade, quando ele embarcou num programa rígido de meditação de quarenta dias, "queria mostrar que aquilo não funcionava, ser um soldado disciplinado e terminar a missão". No entanto, para sua surpresa, logo percebeu que suas horas de concentração o deixavam estranhamente feliz, a ponto de achar que estava perdendo a forma.

Seu instrutor lhe garantiu que ele continuava tão alerta quanto antes, apenas mais seletivo quanto a "perigos e alvos potenciais". "Isso me ajudou", revelou Andrew, "a ignorar muitas coisas que antes chamavam minha atenção e comecei a aproveitar mais a vida cotidiana." Como um atirador de elite dos Fuzileiros Navais, resistente a mudanças, ele não acreditava que "uma coisa tão simples podia ser tão poderosa. E algo tão sublime também podia me tornar um soldado ainda melhor".

Ele contou que certa vez um colega seu participava de um comboio no Afeganistão e era o oficial em comando no último jipe. O veículo passou sobre um explosivo e, na mesma hora, a parte inferior de suas pernas foi destroçada. Mas, graças ao seu treinamento em "respiração tática", o oficial teve a presença de espírito de examinar os outros ao seu redor, acenar ao motorista pedindo ajuda, e, de maneira notável, fazer um torniquete no que restou das próprias pernas para aguardar socorro.

Alterando a respiração e ficando em silêncio, conforme aprendera em um manual para soldados na ativa, ele salvou sua vida e a de muitos à sua volta.

Ninguém podia dizer que aquilo era uma panaceia, e eu nunca simpatizei com os conceitos da Nova Era. As ideias mais antigas — ao menos as que resistiam à passagem do tempo por séculos, até milênios — é que me influenciavam mais. Mas 22 veteranos perdem a vida diariamente, e sua média de idade é 25 anos. Pensando bem, o treinamento da mente talvez seja pelo menos tão eficaz para salvar vidas quanto o treinamento do corpo.

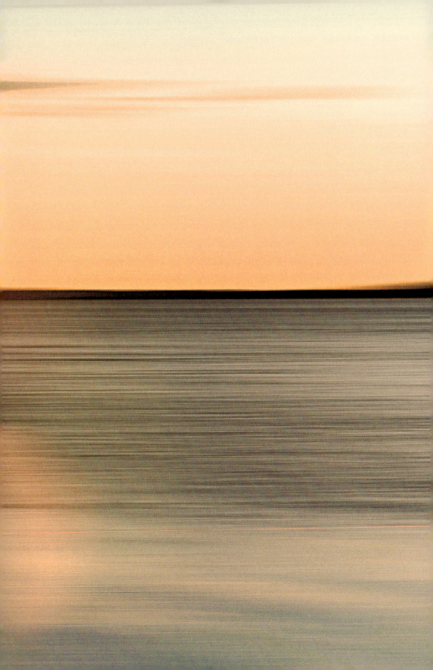

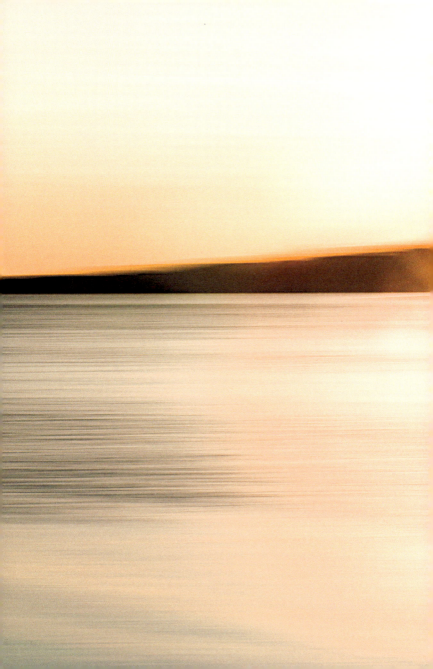

5 Um sabá secular

A necessidade de estar num espaço vazio, fazer uma pausa, é algo que todos nós já sentimos algum dia; numa peça de música, é a pausa que produz a ressonância e o ritmo. É por esse motivo que os jogadores de futebol americano preferem ficar em formação a sair correndo em direção à linha de chute a gol e alguns escritores incluem muitos espaços em branco numa página, assim as frases têm espaço para respirar (e os seus leitores também). A única vez que o adjetivo "sagrado" é usado nos Dez Mandamentos é para mencionar o sabá.

No livro dos Números, Deus realmente condena à morte um homem que foi pego catando lenha durante o sabá. O livro sobre o sabá é o mais longo da Torá, conforme Judith Shulevitz revela em seu belo trabalho *The Sabbath World* [O mundo do sabá]. Outra parte da Torá, sobre as regras do sabá, tem mais 105 páginas.

Respeitar o sabá — e ficar um tempo sem fazer nada — é uma das coisas mais difíceis para mim. Eu preferiria abrir mão da carne, do vinho e do sexo a deixar de checar meus e-mails ou retomar o trabalho na hora em que quiser. Se eu não responder às minhas mensagens hoje, penso, terei muito mais para responder amanhã (embora, na verdade, deixando de enviar respostas, certamente passaria a receber menos e-mails). Se eu tirar uma folga, terei de gastar mais tempo depois para colocar tudo em dia.

Quando finalmente me obriguei a me afastar da escrivaninha por um dia, é claro, notei que acontecia o contrário: em geral, quanto mais tempo eu ficava longe do trabalho, melhor era meu desempenho depois.

Contam que Mahatma Gandhi acordou certo dia e disse às pessoas à sua volta:

— Hoje vai ser um dia muito corrido, então não vou conseguir meditar por uma hora. — Seus amigos se surpreenderam, pois era raro ele quebrar sua disciplina.

— Terei de meditar por duas — esclareceu ele.

Eu mencionei isso em um programa de rádio, e uma mulher me telefonou, obviamente nervosa.

— Tudo bem para um escritor viajante de Santa Bárbara falar sobre tirar folgas — disse ela. — Mas e eu? Sou mãe, estou tentando abrir um pequeno negócio e não posso me dar ao luxo de meditar durante duas horas por dia.

No entanto, tentei dizer a ela, são exatamente as pessoas atarefadas que mais precisam de uma pausa. O estresse é contagioso, revelam os estudiosos. Se a pobre mãe sobrecarregada pedisse ao marido — ou à mãe ou a uma amiga — que cuidasse de seus filhos durante trinta minutos por dia, certamente voltaria com muito mais disposição e alegria para lidar com as crianças e encarar o trabalho.

Outra opção, para quem tem condições financeiras, é adquirir um sítio no campo ou uma segunda casa para passar o fim de semana. Sempre achei mais fácil a segunda alternativa — especialmente hoje, que a maioria das pessoas não tem condições de gastar muito. Hoje em dia, quando imperam o movimento e a comunicação acelerada, o espaço, segundo disse Marx em outro contexto, foi totalmente aniquilado pelo tempo. Sentimos que podemos nos comunicar com qualquer pessoa em qualquer lugar a qualquer hora. Mas, à medida que geografia está ficando sob nosso controle, o relógio exerce sobre nós uma tirania cada vez maior. E parece que, quanto mais entramos em contato com os outros, mais nos distanciamos de nós mesmos. Quando troquei a cidade de Nova York pelos subúrbios do Japão, sabia que ficaria mais pobre no que se refere a dinheiro, diversão, vida social e, obviamente, perspectivas, mas me tornaria mais rico naquilo que mais valorizo: dias e horas.

É esse o princípio que o sabá reverencia. Como dizia Abraham Joshua Heschel, eminente teólogo judeu do século passado, "É uma catedral no tempo em vez de no espaço". Um dia por semana que reservemos para nós se torna um grande espaço vazio no qual podemos caminhar, sem preocupação com a agenda, como se estivéssemos andando pelos corredores iluminados de Notre-Dame. É claro que, para uma pessoa religiosa, isso também tem a ver com comunidade, ritual e enriquecimento da relação que ela tem com Deus e as eras passadas. Porém, mesmo para o restante de nós, é como uma casa de retiro, que nos garante algo brilhante e resoluto para levar para os outros seis dias.

    O sabá nos recorda que, no fim, todas as nossas jornadas nos levam de volta para casa. E não precisamos viajar muito para ficar longe de nossos hábitos menos apreciados. Os lugares que nos inspiram mais profundamente, como aconteceu comigo no mosteiro, em geral são aqueles que reconhecemos como antigos amigos; caminhamos até eles com um enorme sentido de familiaridade, como se retornássemos a uma fonte que já conhecemos. "Alguns respeitam o sabá indo à igreja", escreveu Emily Dickinson. "Eu o respeito ficando em casa."

• • •

Certo dia, um ano depois de encontrar Matthieu Ricard e ouvi-lo comentar que um voo transatlântico poderia ser considerado um "descanso no céu", peguei um voo de Frankfurt para Los Angeles. Uma mulher sentou-se ao meu lado; era jovem, muito atraente e, como eu viria a saber mais tarde, alemã. Assim que ocupou seu assento, conversamos por algum tempo, e em seguida ela se manteve em silêncio, sem fazer nada, pelas doze horas seguintes.

    Eu dormi e folheei um romance, levantei para ir ao banheiro e chequei as opções na tela à minha frente, mas ela continuava sentada lá, sem dormir nem um pouco, embora aparentemente estivesse muito tranquila. Assim que iniciamos o pouso, eu finalmente tomei coragem de perguntar a ela se morava em Los Angeles.

Ela disse que não, que era assistente social e seu trabalho era muito desgastante. Agora estava indo passar cinco semanas de férias no Havaí, o antídoto perfeito para sua atribulada vida em Berlim. Mas gostava de aproveitar o voo para começar a eliminar todo o estresse acumulado e assim chegar às ilhas o mais relaxada possível, pronta para desfrutar os dias de descanso.

Eu me senti humilhado. Na maioria das vezes, vejo as férias apenas como uma oportunidade para avaliar meus incansáveis hábitos de trabalho, para planejar minha agenda e organizar viagens de trem, menos preocupado com a qualidade do meu tempo do que com a quantidade.

Para mim, um voo sempre foi uma ótima ocasião para pôr em dia a leitura relacionada ao trabalho, assistir a filmes que nunca tive vontade de ver quando passavam no cinema e me organizar de modo tão fanático como faço na mesa do escritório.

Quando Matthieu Ricard me sugerira a ideia de viver um tipo de sabá nas alturas, eu presumi que isso fosse adequado apenas para um monge que tivesse meditado por três décadas no Himalaia, e não para pessoas comuns como nós.

Mas no voo seguinte que fiz voltando para casa, de Nova York para a Califórnia, tentei levar uma página do livro quase vazio que era minha ex-colega de assento. Não liguei a tela da poltrona. Não li nenhum romance. E tentei, mesmo conscientemente, não fazer nada: quando uma ideia vinha em minha mente ou eu me lembrava de algo que precisava fazer ao voltar para casa, pegava um caderno e anotava. No restante do tempo, apenas deixei a mente relaxar — ou ficar deitada — como um cão numa praia enorme e vazia.

Quando cheguei em casa eram 3 horas da manhã no meu relógio de pulso — que eu não havia ajustado —, mas me senti tão leve e relaxado que, na hora de dormir, não tive vontade de entrar no YouTube nem de pegar um livro; simplesmente desliguei as luzes e ouvi um pouco de música. Quando acordei, na manhã seguinte, eu me sentia tão novo quanto o mundo que surgia lá fora.

6 A volta para casa

A cada vez que voltamos para lugar nenhum, fica mais fácil definir suas propriedades, e assim as possibilidades que existem ali se tornam mais claras. Há ambientes e estações tão ricos quanto as regiões de terras áridas, vibrantes e avermelhadas do interior da Austrália, tão variados quanto os tipos de nuvem que se pode ver em um *Skyspace* projetado por James Turrell. Em geral demoro semanas para compor um trabalho como este, fazendo um rascunho, um guia linear do tipo A-B-C. No entanto, quanto mais me sento em silêncio, mais essas estruturas lógicas são viradas do avesso, até que algo mais forte que eu me impele para fora de lugar nenhum com uma sequência totalmente inesperada do tipo Q-C-A. Isso me lembra de uma ocasião em que estava num navio no oceano Pacífico e um biólogo ligou um aparelho que permitia ouvir os sons abaixo de nós. Por incrível que pareça, debaixo das águas azuis e calmas escutávamos um ruído áspero e desagradável como o da Grand Central Station na hora do *rush*. A quietude não tem nada a ver com a mesmice ou com a inércia.

"Uma das estranhas leis da vida contemplativa", disse Thomas Merton, monge trapista que se dedicou profundamente à espiritualidade, "é que você não medita para resolver problemas; você os suporta até que eles, de alguma forma, se resolvam sozinhos. Ou até que a vida os resolva para você." Annie Dillard, que meditou por muito tempo no rio Tinker, na Virgínia, e em muitos outros lugares, afirmou: "Para mim, escrever um livro é me sentar com ele, como se estivesse ao lado de um amigo moribundo".

É só quando me afasto do barulho e das distrações que começo a me escutar e a perceber que é muito mais relaxante ouvir do que dar voz a tantos pensamentos e preconceitos que me fazem companhia 24 horas por dia. E só quando vou a lugar nenhum — sentando em silêncio ou deixando a mente relaxar — noto que os pensamentos espontâneos que surgem são muito mais criativos e revigorantes do que os que busco conscientemente. Se eu programar uma resposta automática no meu e-mail, desligar a televisão quando estou na esteira ergométrica, procurar um lugar tranquilo no intervalo de um dia conturbado — tudo ganhará uma dimensão inesperada.

• • •

Logicamente, é necessário ter coragem para sair da rotina, assim como é preciso ter coragem para fazer qualquer coisa que seja necessária, como cuidar de um ente querido no leito de morte ou se privar de um doce. E, com os bilhões de vizinhos globais precisando de ajuda, com tanta coisa para fazer na vida, pode parecer egoísta tirar uma folga e ir para um lugar quieto. No entanto, assim que nos sentamos em silêncio, percebemos que isso nos aproxima dos outros, tanto no que diz respeito à compreensão quanto à empatia. Como diz Bill Viola, criador de filmes de meditação, o homem que se ausenta do mundo é o que verte mais lágrimas por ele.

Seja como for, pouca gente tem possibilidade de se afastar das tarefas diárias por muito tempo; por isso, o lugar nenhum tem que poder ser visitado nas esquinas da vida: fazendo uma caminhada diária, pescando ou simplesmente sentando em silêncio por trinta minutos toda manhã (o que representa meros 3 por cento do tempo em que ficamos acordados). O objetivo de armazenar quietude não é enriquecer o santuário no topo da montanha, mas sim trazer essa calmaria para a agitação do mundo moderno.

No entanto, ir a lugar nenhum pode se tornar uma rotina, como fazer esteira na academia, o oposto de algo natural, se você não o enxergar como um ponto de parada. Durante sua estada em Mount Baldy, Leonard Cohen às vezes entrava no carro, descia a montanha e ia ao McDonald's para comer um McFish. Então, devidamente fortalecido, voltava para casa nos cantos esquecidos do centro de Los Angeles e se esticava na frente da televisão para assistir ao *Jerry Springer Show*.

Depois de um dia ou dois, depois de se livrar da inquietação interior — e lembrando-se, talvez, do motivo que o levara à montanha —, ele retornava, mas nunca com a intenção de ficar para sempre. Fiel ao amigo

Sasaki, que viveu 107 anos, Cohen passou a viajar para Mumbai, onde se encontrava com um gerente de banco aposentado que afirmava existir um lugar em nossos pensamentos conturbados onde as noções de "eu" e "você" se dissipam. Voltou a escrever sobre engarrafamentos e a Babilônia e, sem a menor pretensão de espiritualidade ou santidade, retornou à sua casa modesta, onde ficava o tempo inteiro com a filha e a nova esposa, mais jovem.

Aos 73 anos, Cohen iniciou uma turnê global de shows que durou seis anos, indo de Hanging Rock, na Austrália, até Liubliana, e de Saskatoon até Istambul. No total, foram mais de trezentos shows, cada um com duração de mais de três horas.

Fui a uma de suas apresentações no início da turnê e observei que a plateia assistia enfeitiçada a um espetáculo que parecia ter saído diretamente de um mosteiro: sua arte se aprofundara com a quietude. Em alguns momentos ele ficava perto das coxias, apagado, quase invisível, como se estivesse de novo na sala de meditação. Em outros, permanecia quase de joelhos, espremendo até a última gota cada oração ou confissão. Era emocionante ver um homem de mais de 70 anos reunir tanta paz e energia, tanto recolhimento e tanta abertura em relação a seus desejos e medos.

Em 2012, aconteceu algo mais estranho ainda: ele lançou o disco *Old Ideas* [Velhas ideias], título que definitivamente não tinha nada de sensual. Quase todas as canções eram lentas, bem paradas, e tratavam de escuridão, sofrimento ou da tristeza de um homem que "não tinha gosto por nada". Muitas das músicas mais recentes de Cohen falavam sobre morte, sobre dizer adeus não só a uma jovem amada, mas a tudo o que ele amava, inclusive a vida.

Certo dia, eu acordei num hotel na área de entretenimento L.A. Live, um complexo reluzente de bares para solteiros, com telões, torres imensas e um salão para espetáculos. Desci as escadas para tomar meu chá matinal e ouvi um trecho do disco que era destaque na cafeteria naquela semana: um monge zen de 77 anos grasnando sobre "ir para casa", para um lugar que lembrava muito a morte.

O álbum *Old Ideas*, incrivelmente, já batera o recorde de audiência em 17 países, e em outros nove chegara à lista dos cinco melhores. A canção "Hallelujah", fria e soturna, já tinha ocupado simultaneamente os números 1, 2 e 36 da lista das Top 40 na Inglaterra, tornando-se o *download* mais vendido na história da Europa. Mesmo estando muito além da pretensa idade de se aposentar, Leonard Cohen recuperara seu posto de príncipe da moda, rei do pedaço.

Que motivo estaria levando tantas pessoas no planeta a buscar músicas funestas num álbum de nome tão irrelevante? Talvez elas estivessem enxergando a clareza e a sabedoria nas palavras de alguém que foi para lugar nenhum — sentando-se em silêncio para encarar as verdades do mundo e de si mesmo —, o que não conseguem encontrar em outros artistas. Cohen parecia trazer notícias de um lugar mais enraizado do que a central de notícias da CNN, e falava conosco como fazem os melhores amigos, sem rodeios, polidez ou recalque. E por que tantas pessoas corriam para ver o show de um monge com mais de 70 anos? Talvez porque quisessem ser transportadas de volta para um lugar de confiança — como é, no íntimo, o lugar nenhum —, onde podem ter acesso a algo mais profundo do que o "eu" social e conquistar uma intimidade duradoura.

No mundo de hoje, onde impera a velocidade, nada é mais revigorante do que ir devagar.

Numa época de distração, nada é mais enriquecedor do que prestar atenção.

E numa época de movimento constante, nada é mais urgente do que permanecer parado, sentado em silêncio.

Você pode sair de férias e viajar para Paris, para o Havaí ou para Nova Orleans daqui a três meses — e vai se divertir muito, tenho certeza. Mas, se quiser voltar se sentindo novo — vivo, cheio de esperança e apaixonado pelo mundo —, creio que o melhor local para visitar é lugar nenhum.

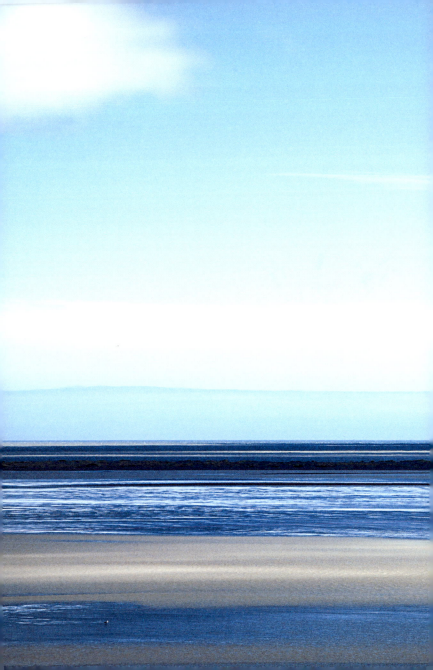

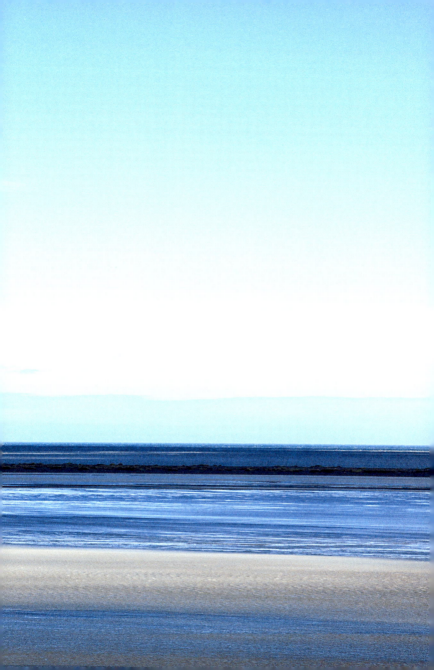

AGRADECIMENTOS

Sinto-me muito feliz e honrado por estar envolvido em um dos TED Originais. Assim que entrei no mundo do TED, há menos de um ano, logo percebi que estava entre irmãos brilhantes, divertidos e comprometidos que tentam trazer vida nova para o nosso mundo. Agradeço profundamente a Chris Anderson e Bruno Giussani, do TED, por terem me convidado, e a todos os que se empenharam para construir uma comunidade, propagar uma visão, comemorar e compartilhar ideias que poderíamos, caso contrário, ficar sem conhecer.

No que se refere a este livro, sou especialmente grato a June Cohen, uma das antigas inspirações do TED, e à minha editora, Michelle Quint, por seu entusiasmo tão revigorante e pelo olhar esclarecedor e atento a cada vírgula do meu texto. Também gostaria de agradecer a Susan Lehman, que teve a ideia original do livro (e que sempre sabe me orientar durante o processo de escrita), e a Benjamin Holmes, por seu copidesque meticuloso e solidário. Na confecção da capa, foi muito bom contar com os olhos inimitáveis e a visão de Chip Kidd, um antigo colega, e também com as imagens criadas por Eydís Einarsdóttir de um dos meus lugares favoritos na terra, que aprofundaram e iluminaram a atmosfera que eu tentava captar na obra.

Sempre serei muito grato a Lynn Nesbit, minha dedicada e brilhante agente, e a Michael Steger, da Janklow & Nesbit, por me tratarem — e a todos nós — de maneira tão humana, perspicaz e gentil. Gostaria ainda de registrar minha dívida para com vários amigos e inspirações, alguns dos quais (Proust e Thoreau, Thomas Merton e Emily Dickinson) não cheguei a conhecer vivos, e outros, como Leonard Cohen, Annie Dillard, Matthieu Ricard e o 14º dalai-lama, que me proporcionaram inúmeros esclarecimentos.

Finalmente, agradeço aos monges, oblatos e colegas errantes que passaram pelo Eremitério New Camaldoli, tão receptivos e pacientes, embora nem sempre me lembre de mencioná-los.

SOBRE AS FOTOGRAFIAS

As imagens deste livro são de Eydís S. Luna Einarsdóttir, uma fotógrafa islando-canadense. Elas não foram alteradas digitalmente, salvo por uma correção básica de cores.

Einarsdóttir começou sua viagem fotográfica na infância, por influência do pai — um fotógrafo notável —, da mãe, artista, e da iluminada paisagem da Islândia. As palavras que melhor descrevem seus trabalhos são detalhe, contraste e simplicidade. Seu domínio sutil das cores e o talento com a iluminação criam um efeito visualmente diferenciado e sedutor.

PALAVRA DA ARTISTA

Quietude ou, em islandês, *kyrrð* — a palavra em si já me transporta para um dos poucos lugares onde encontrei a quietude perfeita de corpo e mente: a Islândia.

Todo ano, viajo da minha casa, em Vancouver, no Canadá, para a Islândia, onde nasci. Não fico muito na cidade. Costumo me instalar no silencioso chalé dos meus pais, ao lado de um lago, para eliminar o estresse e experimentar *kyrrð og ró* (paz e quietude).

Depois de alguns dias de descanso, faço excursões com meus pais ao redor da ilha. Para mim, essas viagens são menos uma exploração fotográfica do que um momento para visitar meu "velho" país; a câmera simplesmente vai junto. No entanto, como a Islândia oferece tantas vistas e luzes de tirar o fôlego, inevitavelmente acabo parando aqui e ali.

Assim que pego a máquina, encontro essa quietude dentro de mim, o sentimento profundo de paz que busco todo dia. Fico tão maravilhosamente perdida que é difícil descrever. É como se tivesse encontrado um pedaço de mim que perdi, sem saber que tinha perdido. Quando fico imóvel olhando pela lente do visor, meus sentidos se apuram. O cheiro da terra faz com que eu me sinta enraizada, o som das ondas quebrando, da grama farfalhando ao vento ou do balido distante de uma ovelha solitária me dão a sensação de estar viva. A vastidão de tudo o que vejo me torna expansiva. Isso é estar no Agora, que, na verdade, é estar quieto de corpo e mente. Minhas fotos vêm de um lugar de emoção. Não tento captar imagens perfeitas, mas sim o sentimento que vivi ao testemunhar as coisas que estavam à minha frente.

SOBRE O AUTOR

PICO IYER viaja pelo mundo há mais de quarenta anos, da ilha de Páscoa até o Butão e da Etiópia até o Aeroporto de Los Angeles. Suas notas sobre essas viagens aparecem em vários livros, como *Video Night in Kathmandu* [Noite de vídeo em Katmandu], *The Lady and the Monk* [A dama e o monge], *The Global Soul* [A alma global] e *The Open Road* [O caminho aberto]. Ele escreveu romances sobre a Revolução Cubana e o islã. Durante vinte anos colaborou assiduamente com *The New York Times*, *The New York Review of Books*, *Harper's*, *Time* e diversos outros jornais e revistas do mundo inteiro. Atualmente tem o cargo de Distinguished Presidential Fellow da Universidade Chapman.

ASSISTA À PALESTRA TED DE PICO IYER

A palestra de catorze minutos de Pico Iyer, disponível gratuitamente no *site* TED.com, serviu como fonte de inspiração para este livro.

go.ted.com/stillness

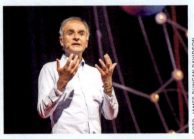

PALESTRAS RELACIONADAS NO TED.COM

Pico Iyer: *Onde é o lar?*
http://www.ted.com/talks/pico_iyer_where_is_home

Cada vez mais pessoas, no mundo todo, estão vivendo em países que não consideram seus. Pico Iyer – que tem três ou quatro "origens" – medita sobre a felicidade que encontrou em viajar e no sentido de lar.

Carl Honore: *Um elogio à lentidão*
http://www.ted.com/talks/carl_honore_praises_slowness

O jornalista Carl Honore acredita que a ênfase do mundo ocidental na velocidade prejudica a saúde, a produtividade e a qualidade de vida. Mas está surgindo um movimento de reação, em que as pessoas começam a pôr freios na vida excessivamente moderna.

Matthieu Ricard: *Os hábitos de felicidade*
http://www.ted.com/talks/matthieu_ricard_on_the_habits_of_happiness

O que é felicidade e como podemos atingi-la? Matthieu Ricard, o bioquímico que se tornou monge budista, diz que podemos treinar a mente para ter hábitos de bem-estar, o que cria um verdadeiro sentido de serenidade e plenitude.

Louie Schwartzberg: *Natureza. Beleza. Gratidão*
http://www.ted.com/talks/louie_schwartzberg_nature_beauty_gratitude

As impressionantes fotografias de *time-lapse* de Louie Schwartzberg – acompanhadas das impactantes palavras do irmão David Steindl--Rast, monge beneditino – servem de meditação sobre sermos gratos pela vida diária.

SOBRE OS TED BOOKS

Os TED Books são pequenas obras sobre grandes ideias. São breves o bastante para serem lidos de uma só vez, mas longos o suficiente para aprofundar um assunto. A série, muito diversificada, cobre da arquitetura aos negócios, das viagens espaciais ao amor, e é perfeita para quem tem uma mente curiosa e vontade de aprender cada vez mais.

Cada título corresponde a uma palestra TED, disponível no *site* TED.com. Os livros continuam a partir de onde a palestra acaba. Um discurso de dezoito minutos pode plantar uma semente ou gerar uma fagulha na imaginação, mas muitas criam o desejo de se aprofundar, conhecer mais, ouvir a versão mais longa da história. Os TED Books foram criados para atender a essa necessidade.

SOBRE O TED

O TED é uma entidade sem fins lucrativos que se destina a divulgar ideias, em geral por meio de inspiradoras palestras de curta duração (dezoito minutos ou menos), mas também na forma de livros, animações, programas de rádio e eventos. Tudo começou em 1984 com uma conferência que reuniu os conceitos de Tecnologia, Entretenimento e Design, e hoje abrange quase todos os assuntos, da ciência aos negócios e às questões globais em mais de cem idiomas.

O TED é uma comunidade global, acolhendo pessoas de todas as disciplinas e culturas que busquem uma compreensão mais aprofundada do mundo. Acreditamos veementemente no poder das ideias para mudar atitudes, vidas e, por fim, nosso futuro. No *site* TED.com, estamos constituindo um centro de acesso gratuito ao conhecimento dos mais originais pensadores do mundo – e uma comunidade de pessoas curiosas que querem não só entrar em contato com ideias, mas também umas com as outras. Nossa grande conferência anual congrega líderes intelectuais de todos os campos de atividade a trocarem ideias. O programa TEDx possibilita que comunidades do mundo inteiro sediem seus próprios eventos locais, independentes, o ano todo. E nosso Open Translation Project [Projeto de tradução aberta] vem assegurar que essas ideias atravessem fronteiras.

Na realidade, tudo o que fazemos – da TED Radio Hour aos diversos projetos suscitados pelo TED Prize [Prêmio TED], dos eventos TEDx à série pedagógica TED-Ed – é direcionado a um único objetivo: qual é a melhor maneira de difundir grandes ideias?

O TED pertence a uma fundação apartidária e sem fins lucrativos.